AF462083

DE LA CONSERVATION DES ENFANS PENDANT LA GROSSESSE,

Et de leur Éducation physique, depuis la naissance jusqu'à l'âge de six à huit ans;

Ouvrage auquel le Jury, pour l'examen des livres Élémentaires, a décerné le premier prix;

Par SAUCEROTTE, *Chirurgien en chef d'armée, membre de l'Institut national, etc.*

La Patrie a besoin d'enfans sains et robustes.

SECONDE ÉDITION.

PARIS.

GUILLAUME et Cie., rue Haute-Feuille, n°. 14.

Salon Littéraire, Palais Royal, Galeries de pierre, no. 156,

1820.

A MA FEMME.

Comme tu as été le modèle des mères dans l'éducation physique de nos enfans en bas âge, à qui puis-je mieux dédier, qu'à toi, un essai qui présente les moyens que nous avons si avantageusement employés?

Les heureux résultats de notre méthode d'élever les enfans ont fait goûter à ton ame sensible des jouissances vives et pures; elles vont se multiplier, puisque cette méthode, ayant mérité les suffrages d'un Jury nationnal, acquiert un caractère d'utilité publique.

DE LA CONSERVATION DES ENFANS PENDANT LA GROSSESSE.

DIVISION DE L'OUVRAGE.

CET essai est divisé en trois parties ; la première comprend l'époque de la grossesse ; la seconde, celle depuis la naissance jusqu'après le sevrage ; la troisième enfin, celle depuis le sevrage jusqu'à l'âge de six à huit ans.

On conçoit que la première partie de cet opuscule ne peut concerner que d'une manière presque médiate, en tout, les enfans renfermés dans le sein de leurs mères, auxquelles je donne des renseignemens pour se diriger, pour éviter certains préjugés et abus dangereux, enfin, pour mettre heureusement au monde leur progéniture. La seconde et la troisième parties, au contraire, regarderont les enfans d'une manière presque immédiate sur tous les points.

PREMIÈRE PARTIE.

De la conservation des enfans pendant la grossesse.

J'ANNONCE préliminairement que pour établir la base d'une bonne génération, il y a des précautions importantes à prendre dans l'union des deux sexes pour le mariage : le mauvais caractère de l'un ou de l'autre, l'intempérance, les mœurs dissolues, l'altération de la santé, l'âge trop différent, la taille trop disproportionnée, influent plus en mal sur la génération que beaucoup de gens ne le croient. Je ne m'appesantirai pas sur ces différens objets : il suffit de les présenter et de solliciter qu'on les prenne en considération. J'ajouterai seulement, relativement au dernier, et auquel on ne s'arrête généralement pas, que j'ai vu des femmes petites, délicates et menues, ayant des maris grands, gros et à larges épaules, accoucher avec beaucoup de difficulté, surtout la première fois, d'enfans souvent malades et quelquefois morts.

O vous, époux et épouses, si vous êtes sincérement attachés à la patrie, préparez une génération saine et vigoureuse, qui à son tour en produise une autre encore mieux constituée, s'il est possible. Pour y contribuer, menez, dans tous les temps, une vie réglée au physique et au moral; et, dès qu'il y a des signes de grossesse, gardez-vous d'altérer, dans le sein maternel, l'existence du fruit de vos amours. Maris, soyez tempérans en tout: ce précepte s'étend fort loin; et ayez pour vos femmes les attentions et les égards qu'exige l'état d'un individu doué, l'on peut dire, de deux vies: c'est-à-dire, de la sienne et de celle de l'être qu'elle doit mettre au jour. Vous, femmes enceintes, que je conjure par l'amour maternel et celui de vous-mêmes, suivez les renseignemens que je vais vous donner.

Vivez, autant qu'il est possible, dans un lieu tranquille et dans un air pur; faites renouveler souvent celui de vos chambres : car un air renfermé et croupissant contient en soi le germe de beaucoup de maladies.

Sous le prétexte abusif de vous donner des forces pour soutenir les incommodités de la grossesse, ne mangez pas au-delà de ce que votre estomach peut supporter : ce n'est pas ce que l'on mange qui fortifie, mais ce qui digère bien. Prenez des alimens sains, et ne vous livrez pas à des appétits dépravés; car il ne faut pas croire, avec le vulgaire ignorant, qu'une femme grosse puisse manger impunément les choses les plus mal-saines, les plus indigestes et les plus bisarres : on a des preuves journalières du contraire. N'usez pas de boissons échauffantes, sur-tout prises en grande quantité; et, s'il se manifeste quelqu'apparence de perte de sang, mettez-vous à l'usage d'alimens farineux et mucilagineux ; buvez d'une légère décoction de riz froide, et gardez-vous des boissons spiritueuses, qui paraissent soutenir les forces pour le moment, s'il y a déja eu du sang perdu, mais qui ne font qu'en augmenter l'écoulement par la chaleur et l'agitation qu'elles causent.

Pour éviter les faux pas et les chûtes, portez des chaussures à talons bas, surtout quand vous avancerez vers le terme de l'accouchement. Ne vous faites pas conduire dans des voitures rudes, trainées sur des terrains inégaux. Livrez-vous généralement à un exercice modéré, et ne vous conduisez pas selon un préjugé trop répandu, qui veut que sur la fin de la grossesse les femmes s'agitent beaucoup, dansent et fassent des promenades fatigantes, pour faciliter, dit-on, le travail de l'enfantement : soyez bien persuadées que le contraire en résulte. Si quelques signes de perte se manifestent ou si, dans les derniers temps, des pesanteurs, des tiraillemens, des crampes se font sentir trop douloureusement lorsque vous voudrez marcher, gardez le repos.

Vous pourrez dormir un peu plus que vous ne le faisiez avant la grossesse; mais évitez de coucher dans des lits de plumes, qui, excitant une transpiration forcée et échauffant les reins, peuvent occasionner une fausse couche. D'après mon précepte sur le sommeil, vous concevez qu'il faut bannir les veilles immodérées, qui enflamment le sang et attaquent le genre nerveux!

Dans le cas où, vers le troisième ou le quatrième mois, vous éprouverez des palpitations de cœur, des étouffemens, des maux de tête, des éblouissemens, que vous sentirez un goût de sang dans la bouche, faites-vous saigner du bras, sur-tout vers l'époque du mois à laquelle vos règles avaient coutume de paraître; mais évitez un abus qui est de mode en certains lieux, c'est de se faire saigner à six semaines, à mi-terme et dans le neuvième mois. Telle femme, forte, sanguine et sujette à des pertes de sang, a besoin d'être saignée indistinctement lorsque la nécessité l'exige, tandis que telle autre, faible, décolorée, se trouverait très-mal d'être saignée une seule fois. Ne sacrifiez pas non plus au préjugé, à-peu-près universel, que la saignée du pied est absolument pernicieuse aux femmes enceintes; un coup considérable à la tête, une apoplexie sanguine, ou seulement la menace de cette foudroyante maladie, une forte hémorragie par le nez ou par la bouche nécessitent cette évacuation, même dans les douleurs de l'enfantement : moyen sans lequel la mère et l'enfant pourraient périr. Enfin qu'on ne croie pas, avec des femmelettes, ou avec des sages-femmes peu instruites, que la saignée du bras accélère l'accouchement dans toutes les circonstances : ce secours doit être employé seulement, 1°. quand l'orifice de la matrice n'est pas assez souple et flexible pour se prêter à la dilatation ; 2°. si après l'écoulement des eaux le ventre est douloureux, et les maux deviennent déchirans ; 3°. si la femme est menacée de convulsions dépendantes de la trop grande quantité du sang ; 4°. enfin, lorsque dans le commencement du travail il se manifeste une perte : car au contraire si le travail était avancé, il serait dangereux de saigner : l'accouchement seul peut arrêter l'écoulement du sang.

Si vous êtes constipées, mangez quelques substances relâchantes : telles que la poirée, les épinards, la laitue, le beurre frais, le veau, le miel, les pruneaux cuits, et usez quelquefois de lavemens simples. La constipation est dangereuse, en ce qu'elle fait faire des efforts considérables pour aller à la selle qui ont quelquefois donné lieu à des fausses couches. Je sais qu'il existe un préjugé contre les lavemens pendant la grossesse : mais leur nécessité est souvent indispensable dans les coliques, les embarras de la tête, les maladies aiguës.

La prévention contre les purgatifs est aussi mal fondée. J'admets à la vérité qu'on ne doit en employer que de doux ; mais, lorsqu'il y a indication, il faut purger, sur-tout vers le sixième mois, à cause des mauvaises digestions que les femmes enceintes éprouvent dans les quatre ou cinq premiers ; sans cette précaution, les suites de couches sont souvent compliquées de fièvres de mauvais caractère ou de dévoiemens.

Les vomitifs ont aussi leurs antagonistes déclarés, quoique la Nature doive familiariser les femmes enceintes avec eux ; puisque, pendant les premiers mois, la plupart d'entr'elles vomissent, souvent même avec des efforts considérables, sans que pour cela il en résulte d'inconvéniens. Ainsi, lorsque la langue est jaune, qu'il y a un goût d'amertume dans la bouche, qu'il existe une fièvre humorale, pourquoi ne pas administrer un vomitif en lavage? L'abandon de ce secours pourrait être très-préjudiciable à la mère et à l'enfant.

Les bains, contre lesquels on se récrie encore, sont cependant nécessaires dans les attaques de coliques néphrétiques, et dans plusieurs autres circonstances; dans les maux mêmes, lorsqu'il y a menace d'inflammation du ventre, ou que la femme éprouve des engourdissemens considérables, des crampes très-douloureuses ou des convulsions.

Que vos passions soient douces et tranquilles; évitez les occasions de vous livrer à la colère et à l'emportemens; écartez loin de vous la jalousie, l'envie et la haine; bannissez, autant que faire se pourra, la tristesse, le chagrin et certains désirs bisarres, et gardez-vous enfin de vous laisser maîtriser par un amour effréné.

Ne perdez pas de vue que les vêtemens des femmes enceintes doivent être libres et aisés : ce qui doit d'autant plus vous faire secouer le préjugé de certaines femmes qui cachent leur grossesse par une pudeur mal entendue, en se serrant et comprimant le ventre, et en portant des corps à baleines, sous le prétexte d'entretenir la taille. Ces entraves gênent les intestins, y retiennent les humeurs et les matières fécales ; en outre cette compression s'oppose au libre accroissement de l'enfant, et lui fait prendre souvent une mauvaise position qui rend l'accouchement laborieux; j'ajoute que les corps à baleines ont encore l'inconvénient d'applatir les mammelons ou bout des seins, et par conséquent de rendre les mères peu propres à nourrir leurs enfans.

Il y a un bien dangereux abus accrédité en certains endroits, c'est de presser fortement, pendant le travail, le ventre de haut en bas, dans les fausses vues d'accélérer l'accouchement, lorsqu'il est un peu tardif. On conçoit les effets malheureux qui peuvent être les suites de cette manœuvre, comme d'agiter violemment en différens sens les pitoyables victimes de l'ignorance et de l'erreur.

Il est des préjugés et des abus qui, paraissant ne pas pouvoir influer sur l'enfant, renfermé dans le sein de sa mère, y influent cependant assez pour lui devenir funestes : tels sont les attouchemens trop réitérés de certaines sages-femmes à l'orifice de la matrice pendant les maux, sous le prétexte spécieux de faciliter le passage à la tête de l'enfant ; telle est aussi l'administration indistinctement faite de boissons cordiales et échauffantes et de lavemens irritans, dans l'intention de hâter l'accouchement : tandis qu'il n'y a que la débilité et le relâchement de la fibre chez la femme en travail, qui permettent d'employer ces derniers secours.

Je suis naturellement conduit par ces réflexions à manifester mon ardent désir pour que l'on s'occupe essentiellement de l'instruction des sages-femmes; d'autant plus que leurs manœuvres bien ou mal dirigées influent d'une manière très-différente sur l'existence de l'espèce humaine, et que, dans les circonstances d'accouchemens difficiles, les matrônes instruites savent quels procédés elles doivent employer, ou font appeler à temps un habile accoucheur.

Je viens de donner les principaux renseignemens qui peuvent faire arriver, sans danger, les femmes à la fin de leur grossesse, et en conséquence faire venir heureusement les enfans au monde; je vais, dans la seconde partie, m'occuper de ces individus, depuis le moment de leur naissance, jusqu'après le sevrage.

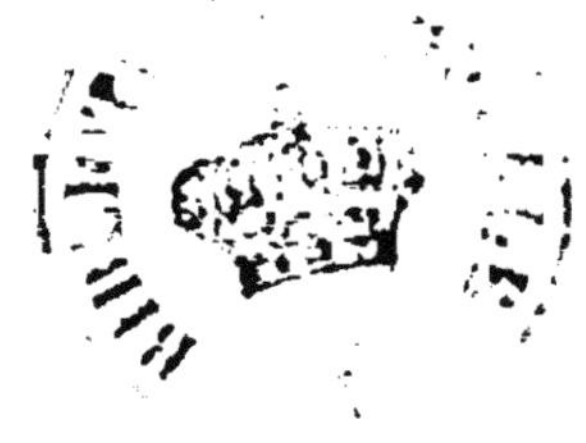

SECONDE PARTIE.

De l'éducation physique des Enfans depuis la naissance jusqu'après le sevrage.

Je me récrie d'abord, en commençant cette seconde partie, contre un usage abusif, malheureusement trop adopté dans les campagnes : c'est de faire, immédiatement après la sortie de l'enfant, et avant la ligature du cordon ombilical, l'extraction de l'arrière-faix ou délivre : ce qui cause de vives douleurs à l'accouchée, et peut occasionner le renversement de la matrice, ou une perte foudroyante, comme je l'ai vu arriver. On m'objectera peut-être qu'un individu une fois né, ce qui peut arriver de mal à la mère ne le concerne plus ; je répondrai à cela qu'elle doit, selon l'ordre de la Nature, devenir sa nourrice, que par conséquent il faut parer aux inconvéniens qui pourraient l'empêcher de s'acquitter de cette fonction. Je m'élèverai par la même raison contre les préjugés et usages abusifs concernant le bandage serré, pour comprimer le ventre après l'accouchement, et certains breuvages et topiques, le tout dans les fausses vues d'empêcher les tranchées; contre le linge sale, l'air chaud et renfermé des chambres, les boissons prises chaudes ou d'une nature incendiaire; la crainte des lavemens, des purgatifs, des vomitifs, de la saignée du bras; les bouillons trop succulens, les banquets, pour se réjouir de la naissance d'un enfant; enfin contre les volatils et cordiaux sous le faux prétexte de réparer les forces, quand les lochies ou vuidanges sont trop abondantes.

L'enfant venu au monde, il faut lui lier le cordon ombilical à deux travers de doigt du ventre, et le couper à un pouce au-delà de la ligature, avec la précaution d'exprimer du côté de l'accouchée la liqueur contenue entre le nombril et l'endroit où la ligature du cordon doit être faite. Si le nouveau-né a la figure violette et gonflée, cette section doit être pratiquée dans le lieu que je viens d'indiquer ; mais il est nécessaire de laisser écouler une certaine quantité de sang du cordon avant que de le lier. Si au contraire l'enfant est faible et décoloré, on doit différer de lier le cordon et d'extraire le délivre, afin de laisser une communication de circulation entre les deux individus : alors on fait envelopper le cordon de linges chauds ; et, si la respiration s'établit difficilement, quelqu'un de l'assemblée, sain et bien portant, se rince la bouche avec du vin ou avec de l'eau-de-vie affaiblie, ou mâche de la canelle, et, appliquant à l'enfant bouche sur bouche, lui fait entrer, à plusieurs légères reprises, de l'air dans les poumons, en lui pinçant un peu le nez dans le moment de chaque insufflation.

Il faut procéder ensuite à décrasser le nouveau-né avec une légère eau de savon tiède, à laquelle on ajoute un peu de vin ou un peu moins d'eau-de-vie. On examine après cela s'il n'a point de vices de conformation, pour y faire remédier : le plus commun de tous est le filet, qui doit être coupé par quelqu'un d'instruit, avec des ciseaux à pointes mousses, et non point avec l'ongle, comme le pratiquent certaines sages-femmes ou gardes.

Si la tête a été long-temps au passage elle s'est allongée et est devenue difforme ; alors quelques bonnes femmes se mêlent de la pêtrir pour lui rendre sa forme naturelle : ce qui est une méthode très-dangereuse ; il faut en confier le soin à la Nature, qui, en mère tendre, répare cette défectuosité par une marche insensible et point du tout pernicieuse à l'individu.

L'enfant nettoyé et examiné, on doit lui couvrir la tête d'un béguin et d'un bonnet léger sans couvre-chef; on l'habille ensuite d'une chemise et d'une brassière de toile ou de futaine, fendues par le devant, et qui ne doivent pas dépasser le nombril; on l'enveloppe d'une couche de toile et par-dessus d'un autre lange de toile aussi, de futaine, ou d'une légère étoffe de laine quand le temps est froid.

On conçoit d'après ce que je viens de dire que je proscris absolument l'usage du maillot; en effet, les membres tendres et délicats des enfans ainsi serrés et contraints ne peuvent acquérir que des forces lentes et tardives, et une conformation vicieuse. La compression exercée sur toutes les parties échauffe, inquiète ces malheureux petits êtres, les renferme dans un air concentré et rendu mal-sain par la transpiration, les urines et les excrémens : ce qui excite les cris, donne lieu à des descentes, gêne la respiration, porte le sang à la tête, trouble les digestions, engorge les liqueurs dans le bas-ventre, le gonfle, l'obstrue, enfin cause des convulsions.

Faut-il présenter à des hommes civilisés l'exemple des sauvages et des animaux ? Les enfans des premiers sont abandonnés à eux-mêmes dès le moment de leur naissance, dans des paniers ou dans des trous creusés en terre et garnis de mousse : aussi ils sont bien conformés, agiles et vigoureux ; enfin, voit-on des difformités chez les animaux comme chez les hommes ?

L'enfant étant décrassé, examiné et habillé, on doit lui faire prendre un peu de miel délayé avec de l'eau, si sa mère doit le nourrir, afin de lui préparer seulement les moyens d'évacuer le *meconium*, matière semblable à de la poix noire liquide, premiers excrémens des nouveaux-nés. Mais si la mère ne le nourrit pas, il faut qu'il ne prenne le sein d'une nourrice étrangère qu'au bout de douze heures et même plus, après qu'on lui aura fait avaler, en plusieurs fois pendant cet intervalle, de l'eau miellée mêlée avec six gros de syrop de chicorée composé de rhubarbe, ou avec autant de manne.

Si la mère nourrit, elle doit présenter de bonne heure les seins à l'enfant, et ne pas sacrifier aux préjugés de certains endroits qui défendent de donner le téton avant le troisième jour, sous le prétexte que le lait n'y monte évidemment qu'à cette époque : les seins contiennent immédiatement après l'accouchement un lait séreux nommé *colostre*, qui a une vertu relâchante, et qui en cette qualité convient merveilleusement à faciliter l'expulsion du *meconium ;* voilà pourquoi je prescris du syrop de chicorée ou de la manne quand la mère ne nourrit pas. Si, d'après le préjugé que je combats, la mère ne présente le téton qu'au troisième jour, alors cette partie étant gonflée et tendue par l'abondance du lait, l'enfant ne peut en saisir facilement le mammelon, qui se gerce et s'écorche : il survient des duretés aux seins, des inflammations, des abcès ; ou il en résulte un lait répandu : ce qui force la mère à faire passer son enfant dans les mains d'une nourrice mercenaire.

A moins qu'il n'existe des motifs physiques et moraux très-plausibles, l'amour maternel et celui de soi-même, la raison, l'honneur et le civisme commandent impérieusement aux mères de nourrir leurs enfans; et pourquoi ne serait-ce pas dorénavant un opprobre chez nous de les confier à des nourrices étrangères, comme c'en était un chez les Grecs, les Romains, les Germains, et actuellement chez les Chinois et chez d'autres peuples que nous regardons comme moins policés que nous, et qui cependant connaissent mieux les moyens de procurer à l'espèce humaine une constitution saine et vigoureuse ? Les lionnes, les tigresses et les louves, en donnant à leurs petits le lait qui leur est naturellement destiné, semblent reprocher aux femmes leur barbarie et la honte dont elles se couvrent, en refusant, pour des motifs futiles, de s'acquitter d'une des plus augustes et des plus indispensables fonctions de la Nature ? Qu'elles consultent donc leur intérêt personnel et celui de leurs enfans. Certes, les incommodités de l'allaitement sont moindres que celles de la grossesse. En s'abstenant de nourrir, n'ont-elles pas tout à craindre des suites terribles du refoulement et de la résorbtion du lait ? Je connais nombre de femmes qui ont allaité : elles sont plus fraîches et paraissent plus jeunes que d'autres qui ont eu un pareil nombre d'enfans qu'elles n'ont pas nourris. Les Géorgiennes et les Circassiennes sont, sans contredit, les plus belles femmes du monde; elles conservent même long-temps leur fraicheur : elles allaitent cependant. D'ailleurs les résultats malheureux d'une nourriture étrangère sont presque incalculables : manque d'attachement, défaut de soins, mal-propreté, mauvais traitemens, air mal-sain, maillot, lait la plupart du temps trop épais pour un nouveau-né, usage de la bouillie, eau de pavot pour exciter le sommeil, berçage, qui en lui-même paraît au moins indifférent s'il n'est pas utile, et qui cependant étourdit les enfans et leur trouble les digestions; enfin l'on voit naître de cette source les maladies et les vices que des mères étrangères peuvent communiquer avec leur lait aux individus qu'elles nourrissent. J'ajoute que l'appas du gain détermine souvent ces femmes mercenaires, à mettre hors de chez elles leurs propres enfans encore très-jeunes, qui sont ordinairement gâtés chez d'autres nourrices; ou bien elles gardent les deux nourrissons : alors leur lait ne pouvant suffire à les alimenter tous deux, elles les surchargent et empâtent de bouillie.

Mais si absolument une mère ne peut allaiter, voici les précautions principales qu'il faut prendre dans le choix d'une nourrice. Il est d'abord intéressant que la nourrice fasse bon ménage avec son mari, qu'elle ait des mœurs pures, soit d'une humeur gaie, et dans l'âge de vingt à trente-cinq ans au plus, que son habitation soit saine, qu'elle soit assez aisée pour se procurer une bonne nourriture, et ne pas être obligée de se livrer à des travaux fatigans pour gagner sa vie ; qu'elle approche du tempérament de la mère, qu'elle soit bien portante, qu'elle ait de belles dents et l'haleine douce, enfin qu'elle ne soit pas rousse, car le lait de ces femmes est acrimonieux. Les mammelles doivent être d'une grosseur médiocre, les mammelons point trop gros ni plats ; il faut que le lait soit abondant, doux, blanc, et d'une moyenne consistance ; j'ajoute qu'un lait ancien est trop épais pour un enfant nouvellement né, et que c'est un préjugé de croire qu'un nourrisson renouvelle le lait, ou que pour cela faire il suffise que la nourrice se purge.

Dans la supposition que la mère n'aurait pu nourrir, et que l'enfant eût été, comme on dit, gâté en nourrice, ou que l'on ne voudrait pas le remettre entre les mains d'une autre, on pourrait y suppléer par du lait de vache, d'ânesse ou de chèvre, par une décoction de gruau d'orge ou d'avoine, ou de riz, mêlée quelquefois avec un peu de lait d'amandes, ou d'eau miellée, selon les circonstances, enfin par une décoction de pain mêlée avec du lait.

Revenons à l'enfant nouvellement né. Après l'avoir habillé, il faut le coucher dans un panier matelassé ou garni en-dedans, et dont le fond soit rempli de paille fraîche, qu'il faut renouveler souvent, ou de fougère sèche quand on peut s'en procurer, surtout si l'individu n'est pas vigoureux. On doit avoir la précaution de le coucher un peu sur le côté droit, afin qu'il puisse rendre facilement ses phlegmes. On met sur lui une légère couverture; on couvre ensuite le berceau du panier d'une gaze, d'un canevas ou d'un linge très-clair, afin que l'air puisse se renouveler sous ce couvercle; observation plus importante que ne le croit le vulgaire ignorant. Ce panier ne sera jamais placé sous les rideaux du lit, mais au contraire dans un lieu point trop échauffé; et on aura soin que pendant le jour il soit exactement vis-à-vis la croisée et jamais de côté.

Dès que le nouveau-né manifeste quelques besoins par ses cris, sa mère lui présentera successivement les deux seins, et, à dater de cette époque, on ne lui administrera plus d'autre boisson:

car ce doit être sa seule nourriture pendant les premiers mois, sur-tout si l'on peut l'accoutumer à ne boire que de trois en trois heures de jour, et moins pendant la nuit, et de ne le laisser au téton qu'autant qu'il suce avec avidité.

A dater du lendemain de la naissance, l'enfant doit être lavé journellement dans toutes les parties de son corps, avec une éponge imbibée d'eau froide, ou tout au plus légèrement dégourdie dans les temps rigoureux : usage infiniment salutaire, qui endurcit contre le froid et fortifie. Il est important de ne pas oublier le derrière des oreilles, non plus qu'aucun des endroits où la peau fait des plis : parce qu'ils sont le lieu ordinaire des gerçures et excoriations ou écorchures auxquelles les enfans sont sujets, lesquelles proviennent le plus souvent de la malpropreté. Au reste, de quelque cause qu'elles proviennent, on les guérit bientôt à l'aide de la propreté, et en les saupoudrant de farine brûlée, ou en les couvrant d'une petite compresse imbibée d'eau de goulard, ou enfin d'un linge doré d'onguent rosat ou de populeum récens, de cérat de saturne, ou simplement de beurre brûlé. Que l'on observe cependant qu'il pourrait être dangereux d'employer l'eau de goulard ou le cérat de saturne, si la Nature paraissait vouloir établir un écoulement : car il serait possible que ces préparations saturnines répercutassent l'humeur.

Il ne faut jamais coucher les enfans que dans des linges blanchis, et l'on doit se garder de faire comme la plupart des nourrices et des bonnes qui font sécher les couches qui n'ont été que mouillées d'urine, et les font servir de nouveau.

Il est nécessaire, au bout de quelques semaines, de brosser légèrement la tête : cette opération, ouvrant les pores et nettoyant le cuir chevelu, l'empêche de se couvrir de cette crasse et de ces croûtes auxquelles le préjugé vulgaire craint de toucher.

Lorsque les enfans deviennent assez forts pour que le lait ne leur suffise plus pour toute nourriture, il faut les mettre graduellement, jusqu'au sevrage, à des alimens plus solides et pris en plus grande quantité. C'est un abus malheureusement trop accrédité de leur donner de la bouillie. Ce sont, à coup sûr, les nourrices mercenaires qui ont inventé ou du moins qui perpétuent l'usage de cette colle indigeste; alors, l'estomach de ces malheureux petits individus une fois gorgé, ils ont moins besoin du teton, et en conséquence elles se ménagent. Ces mères empruntées prétendent faussement aussi que la bouillie appaise les tranchées. Ce qui peut les fortifier dans ce préjugé, c'est que leurs nourrissons, ayant l'estomach rempli de ce mets épais et indigeste, sont engourdis jusqu'après la digestion imparfaite de ce mauvais aliment; mais, lorsque cette espèce de stupeur est passée, ils annoncent, par leurs cris, le vice de leur digestion. Je ne puis trop répéter que l'usage de la bouillie affaiblit les organes digestifs, les enduit de crudités qui tendent à l'aigreur, procure des coliques et des excrémens verdâtres, épaissit les humeurs, obstrue, dispose les enfans au gonflement et à la dureté du ventre, enfin à la noueure et aux écrouelles.

Si l'on s'obstine à donner de la bouillie, que l'on fasse au moins en sorte qu'elle soit liquide et très-cuite, et faite avec de la farine cuite au four, avec de la fécule de pommes de terre, de la semoule, ou mieux avec du pain rassis et émiété, cuit avec du lait nouvellement trait : aliment préférable aux autres, parce que le pain a subi une fermentation au moyen du levain. De bons alimens aussi sont les gruaux

d'orge,

d'orge, d'avoine, ou le riz, cuits avec de l'eau et un peu de sel, puis éclaircis avec du lait; les soupes de pain, faites au lait; la soupe maigre non-mitonnée; une panade liquide par elle-même, ou rendue telle avec du lait, le tout présenté très-peu chaud.

Les bonnes ou les nourrices qui portent les enfans doivent s'habituer à les tenir, tantôt sur un bras, tantôt snr l'autre : on en a vu qui avaient la cuisse et la jambe déjetées, par ce défaut de précaution.

Certaines gens ont la mauvaise habitude de vouloir toujours embrasser les enfans. Cet usage devrait être absolument proscrit pour les personnes qui ne sont pas leurs proches : quelqu'un mal-sain, ou qui a seulement l'haleine puante, ou la salive infectée, peut occasionner des boutons, des dartres, etc.

C'est ordinairement vers le sixième ou huitième mois que les deux premières dents incisives de la mâchoire inférieure commencent à percer, à quinze jours ou trois semaines de distance l'une de l'autre; les deux incisives de la mâchoire supérieure paraissent presque en même-tems; ensuite il en perce deux en bas, puis deux en haut, à côté des premières; enfin vers dix ou onze mois, les deux canines ou œillères inférieures, puis les supérieures paraissent. Ce n'est que vers deux ans que les quatre petites molaires ou mâchelières d'en bas, et les quatre d'en haut, font leur éruption. Voilà la marche ordinaire de la Nature : cependant il arrive quelquefois que les petites molaires se font jour avant les canines; et celles-ci avant les incisives latérales, mais cela est rare.

La sortie prochaine des dents s'annonce par la démangeaison et le gonflement des gencives, qui deviennent douloureuses : il survient une salivation; il paraît des aphtes ou petits ulcères dans la bouche; la toux, la fièvre, le flux de ventre, le vomissement, l'insomnie, les soubresauts, les convulsions, le sommeil léthargique, se montrent souvent, sur-tout quand les canines doivent percer ; il n'est pas même rare de voir alors des fluxions sur les joues et sur les yeux ; quelquefois aussi les glandes du cou se gonflent, et il survient des abcès.

La chaleur de la bouche, et l'altération causée par la fièvre, font prendre aux enfans beaucoup de lait qu'ils rejettent par le vomissement, ou qui leur procure la diarrhée, laquelle à la vérité les rend moins sujets aux convulsions, de même qu'une fièvre violente.

Lorsque la démangeaison, la chaleur et le gonflement des gencives, ainsi que la salivation, indiquent la prochaine sortie des dents, il faut pendre au cou des enfans un petit bâton de réglisse ratissée, que l'on peut de tems en tems enduire d'un peu de miel, avec le soin de couper et de retrancher ce qu'ils auront mâché. Je n'admets pas les hochets de cristal ou de corail. Quoique des auteurs accrédités les recommandent, dans l'intention de rafraîchir les gencives, je crois au contraire que les corps résistans les durcissent et s'opposent à l'indication qui est de relâcher. On peut aussi leur mettre à la main un croûton de pain sec ou enduit de miel, et coupé en longuette. Si la difficulté de la percée des dents est assez grande pour en venir à diviser les gencives, il faut que quelqu'un d'instruit et d'habile pratique ces incisions avec un déchaussoir, horisontalement pour les incisives et canines, et crucialement pour les molaires, avec le soin de diviser sur les enfoncemens des dents, afin de ne point laisser de brides.

Le lait de leurs nourrices et une légère émulsion d'amandes douces sont les meilleurs alimens que les enfans puissent prendre pendant la dentition, et il faut peu leur en donner de solides. Comme c'est à cette époque qu'ils sont plus sujets à se nouer, on doit peu les tenir sur leurs jambes, par rapport à la tendance que les os ont à se courber, et à cause des douleurs que ces petits individus éprouvent quand on les tient debout.

Je crois qu'il serait bien de ne sevrer les enfans que quand ils ont déjà leurs douze premières dents, c'est-à-dire après la percée des canines ou œillières. Quand on a dessein de les sevrer, il faut graduellement leur présenter moins souvent le sein, et les accoutumer insensiblement à une nourriture plus solide, en suppléant au lait maternel par quelques-unes des boissons dont j'ai parlé ci-devant.

Les enfans sont sujets pendant l'alaitement à des tranchées vives, et à rendre des excrémens verdâtres que l'on nomme déjections poracées, parce que leurcouleur imite celle du poireau. On attribue souvent ces déjections à la poussée des dents, tandis qu'elles dépendent des mauvaises digestions, ou de ce que la santé de la nourrice s'est altérée : alors il est nécessaire de s'occuper de ce dernier objet. Si au contraire ce dérangement procède des mauvaises digestions de l'enfant, il faut lui diminuer un peu les alimens, et lui faire prendre du sirop de chicorée, composé de rhubarbe, mêlé avec autant d'eau, et, pour boisson intermédiaire à son lait, une légère eau de riz sucrée.

Les vomissemens de lait caillé, auxquels les enfans sont sujets, démontrant aussi une surcharge et un vice dans les digestions, les mêmes moyens curatifs sont indiqués ; si la maladie était plus grave, une cuillerée à café de sirop d'ipécacuanha de quatre heures en quatre heures ferait très-bien, de même que quelques légers calmans. Si la bouche et les excrémens répandent une odeur aigre, il faut mêler dans leurs alimens un peu d'yeux d'écrevisses ou de magnésie en poudre très-fine.

Si au contraire les jeunes sujets sont affectés de constipation, on doit leur faire boire de l'eau miellée ou de pruneaux cuits, et leur faire, sur le ventre, des linimens avec de l'huile d'olive, ou avec une autre équivalente un peu chaude, et leur donner de petits lavemens émolliens ; ou bien on leur introduit, dans le fondement, un suppositoire de savon trempé dans de l'huile ; en observant que la constipation de ces petits êtres puise ordinairement sa cause dans l'échauffement des nourrices, à quoi il faut remédier par l'usage de quelques boissons rafraîchissantes et relâchantes.

Il leur survient quelquefois des aphtes ou petits ulcères dans la bouche; le lait nourricier et un peu de miel et de vinaigre, dans lesquels on trempe un petit pinceau de linge fin avec lequel on touche de temps en temps ces ulcères, sont les moyens qui conviennent le mieux.

On regarde les croûtes laiteuses comme dépuratives des humeurs chez les enfans à la mammelle ; toujours est-il vrai que cette éruption les tourmente beaucoup. On a obtenu un grand secours de l'infusion, dans de l'eau ou dans du petit lait bouillans, de la feuille de violette tricolore ou pensée, en boisson et en lavage.

Je n'ai parlé dans cette partie et ne parlerai dans la troisième que des maladies auxquels des secours familiers peuvent remédier; celles qui sont de plus d'importance par leur nature ou par leur symptômes, doivent être suivies par des officiers de santé; j'ajoute que les principes que j'établis et que les moyens que j'indique pour élever les enfans, les préserveront de beaucoup d'indispositions auxquelles ils sont sujets par la méthode vulgaire.

TROISIÈME PARTIE.

De l'éducation physique des enfans, depuis le sevrage jusqu'à l'âge de six à dix ans.

La mère ayant préparé dans l'alaitement les bases de la bonne santé de l'enfant, il est nécessaire de la consolider après le sevrage, et de commencer à en faire un être social.

Les enfans doivent respirer un air pur et frais. Il faut les coucher dans un endroit sans feu, mais sain et où l'air soit renouvelé tous les jours, et ne pas les habituer à demeurer de jour, pendant l'hiver, dans des chambres trop échauffées. Leurs amusemens et leurs exercices doivent être pris, autant que faire se pourra, à l'air libre, en évitant cependant les courans d'air ou vents coulis d'une porte ou d'une croisée à l'autre : les personnes les plus robustes y contractent souvent des fluxions et des rhumes. Quand ces jeunes individus deviendront assez raisonnables pour sentir et comprendre ce qui peut leur être avantageux ou nuisible, ils seront les maîtres de se tenir à ces courans, si bon leur semble; d'ailleurs ils se seront graduellement endurcis contre le froid. Il faut qu'ils aient habituellement la tête nue; les coëffures épaisses et chaudes retiennent le sang dans la tête, engendrent de la vermine, causent la gale et rendent sujet aux fluxions. Ce n'est que par un très-grand froid, par une pluie ou une neige abondante, ou par la vive ardeur du soleil, que la tête peut être légèrement couverte. N'oubliez pas qu'une toile blanche ou un papier de même couleur préservent la tête de la chaleur du soleil beaucoup mieux que les coëffures noires qui en absorbent et concentrent les rayons.

On voit beaucoup d'enfans trop vêtus : il y en a même que l'on surcharge d'habillemens chauds comme s'ils étaient des septuagénaires. L'habillement de l'enfance doit consister en une chemise à collet rabattu : par conséquent point de cols ni de cravattes, qui échauffent et serrent le cou, empêchent le retour du sang, et sont le germe de plusieurs maladies. Cette chemise ne dépassera pas le haut des jambes, et les manches ne descendront que jusqu'au-dessous des coudes ; elle sera surmontée d'une jaquette fendue sur le devant, et dont les deux côtés seront rapportés par des cordons ou des agraffes depuis le bas de la poitrine, qui, ainsi que le cou, sera à découvert. Cet habillement ne descendra que jusqu'à mi-jambe ou jusqu'aux deux tiers au plus, et sera libre et lâche aux manches, qui ne descendront, comme celles de la chemise, que jusqu'au-dessous des coudes : car il faut laisser de la liberté à la circulation du sang et au passage de l'air. Cette jaquette sera de toile pendant l'été et de coton ou d'une légère étoffe de laine pendant l'hiver. Les bas qui seront habituellement de fil, ou tout au plus de coton dans les temps froids, ne monteront que jusqu'aux genoux, et seront soutenus, s'il est besoin, par des rubans qui aboutissent à des anses ou bouts de gances cousus après la chemise. Il faut avoir soin que leurs souliers soient aisés, que l'empeigne en soit molle, et qu'ils ne soient contenus qu'avec des cordons ou des agraffes. L'usage habituel des bas de fil et le fréquent lavage des pieds à l'eau froide, en toute saison, les endurcissent et les préservent des écorchures et des engelures. Dès qu'une fois les garçons marchent seuls et avec assurance, je ne vois aucun inconvénient à leur faire porter des sabots à talons bas, ainsi qu'aux filles, dont les autres chaussures doivent avoir de pareils talons.

On habille généralement trop tôt les garçons en culottes : elles les gênent, les compriment, étranglent la région des reins, les rendent sales et trop précoces du côté de l'aiguillon de Vénus, par l'air chaud et renfermé que procure ce vêtement. La coutume devrait être établie que lesgarçons ne commençassent à porter des culottes qu'à leur entrée dans les écoles, c'est-à-dire de six à huit ans.

D'après ce que je viens de dire sur la mode d'habiller les enfans d'une manière libre et lâche, on doit conjecturer que je bannis absolument les corps à baleines que l'on est encore dans l'usage de faire porter dans certaines contrées. Les peuples les mieux faits de la terre, et qui ont la taille la plus élégante, ne s'en sont jamais servis. Pourquoi emprisonner la poitrine et le ventre des jeunes êtres qui doivent se développer à l'aise? Cette entrave inflexible n'imite point du tout la figure de notre tronc, sur lequel on la fixe d'une manière dure et gênante, qui écorche la peau et la déprime en plusieurs endroit : ce qui intercepte la circulation, déplace les viscères, gêne les digestions et prépare le germe de la pulmonie et des maladies d'obstructions. J'ajoute, comme je l'ai dit dans la première partie, que ces coffres baleinés compriment et applatissent les mammelons ou bouts des seins, et rendent les filles inhabiles à devenir nourrices quand elles seront mères.

Lorsque les cheveux ont cru, il faut les faire porter en rond, sans poudre ni pommade, avec le soin de peigner et de brosser la tête tous les jours, et de la laver fréquemment à l'eau froide avec une éponge.

Dès que les enfans peuvent se mouvoir d'eux-mêmes, il est bon de les laisser pendant une partie du jour à terre sur un tapis, une couverture, une natte de paille ou de jonc, ou sur le gazon, s'il est sec, pour qu'ils s'y agitent à leur aise et comme il leur plaît. Un petit charriot, dans lequel on les assied, convient aussi pour leur faire prendre de l'exercice : ce qui les promène, les agite, et les fait changer d'air. La méthode de les abandonner à eux-mêmes pour se lever et commencer à marcher, est prise dans la Nature, et est infiniment préférable à celle de les mettre droits dans des charriots roulans, ou de les soutenir par des lisières ou bretelles ; ces moyens auxiliaires leur compriment la poitrine, leur font lever les épaules, tendre le derrière, et leur engorgent le sang dans la tête par la gêne que cette compression opère pour son retour du cerveau. Dès qu'ils se sont essayés eux-mêmes, ils en deviennent plus hardis ; et, dès qu'ils peuvent se tenir droits, il faut les engager à marcher, en les agaçant ou en leur présentant, à quelques pas, un objet agréable, mais point de friandises.

Les avis sont différens sur l'emploi des bourrelets ; quelques-uns prétendent qu'ils donnent de la confiance aux enfans, sur-tout en leur procurant assez d'élévation sur le devant pour qu'ils parent le visage, et principalement le nez dans les chûtes. Pour moi, je pense que si on laisse ces jeunes êtres essayer de bonne heure leurs forces et gambader à terre, comme je l'ai dit plus haut, ils auront bientôt acquis assez de confiance à se hasarder seuls et sans secours, en s'abstenant de leur cerner la tête d'une entrave qui échauffe et comprime.

Il est nécessaire d'habituer les enfans à faire un bon usage de leurs sens. Leur lit, comme je l'ai déjà indiqué ailleurs, doit être placé vis-à-vis le jour, et jamais de côté. Quand il est besoin de les coëffer, il faut le faire de manière que leurs béguins ou bonnets ne dépassent pas les tempes; ce qui les ferait loucher. Lorsqu'ils deviennent raisonnables, on ne doit pas leur permettre d'approcher les objets trop près de leurs yeux, et il faut leur apprendre à juger de la forme et de la distance des corps. Il est nuisible de regarder trop fixement le feu ou le soleil, ainsi que de se contourner les yeux pour faire des grimaces. Qu'ils ne se gâtent pas l'odorat par des odeurs fortes et en s'insinuant des corps étrangers dans le nez; qu'on ne leur affecte pas l'ouïe par des sons forts et aigus; qu'on ait soin de leur nétoyer les oreilles de tems en tems, et qu'ils n'y introduisent pas des corps étrangers; que la finesse de leur goût soit conservée en ne leur donnant pas leurs alimens trop chauds et trop épicés, et en leur interdisant l'usage des fruits qui n'ont pas encore acquis leur maturité : enfin, il faut les instruire de bonne heure à être adroits, à se servir également des deux mains, ce qu'on nomme *être ambidextre*, et à juger, par le tact, du poli, de l'inégalité et de la forme des corps.

Les jeunes sujets doivent être progressivement exercés, en raison de leur âge, de leurs forces et de leur intelligence : laissez-les folâtrer, gambader, courir, balancer, sauter, danser, grimper, soulever des masses, les traîner, ployer et casser des branches d'arbres, manier le marteau, le ciseau, la lime, la hachette, la scie, la pelle, la bêche, le hoyau, jouer à la pelotte, aux boules, aux palets, au volant, tirer l'arc, l'arbalête, marcher par le chaud et le froid dans des lieux hauts, bas, raboteux, dans des terres fortes; lorsqu'ils approchent de l'âge de six à huit ans, on peut les essayer sur des chevaux doux, et les faire glisser, patiner et même nager : art pour l'instruction duquel il nous faudrait des écoles.

Les filles se livreront à ceux de ces exercices qui peuvent convenir à leur sexe ; et, dans l'intérieur des maisons, leurs mères ne se contenteront pas de les faire coudre, tricoter, filer, broder, travailler à la dentelle, mais les occuperont encore aux travaux du ménage, dès qu'elles en auront la force, afin de les exercer et d'en faire, par la suite, de bonnes ménagères.

Que l'on se garde bien de lever les enfans, sur-tout d'une manière subite, par un bras, et encore moins par la tête : on en a vu résulter la luxation ou déboîtement de l'une ou de l'autre partie ; et celle de la tête est mortelle.

L'usage de la viande ne convient pas à l'enfance. Les farineux, les légumes, le laitage, les soupes grasses ou maigres non mitonnées, les panades liquides, le tout mangé peu chaud, le pain et les fruits bien murs sont la meilleure nourriture qu'on puisse lui donner. C'est la coutume de régler leurs repas à quatre par jour; cependant ceux qui ont un grand appétit et qui se portent bien d'ailleurs peuvent manger plus souvent, sur-tout s'ils ne demandent que du pain et point de friandises. Le vin pur est plus pernicieux qu'utile aux individus en bas âge; les liqueurs et le café le sont encore plus. Leur boisson doit être d'eau fraîche; ayez le soin de leur faire rincer la bouche tous les matins, et chaque fois qu'ils ont mangé : cette pratique conserve les dents qui sont un meuble précieux. Il est bon aussi de leur faire boire tous les matins, en se levant, un verre d'eau fraîche, après avoir rincé leur bouche : c'est un excellent dissolvant qui fortifie l'estomac et entraîne les glaires et mucosités dont l'enfance abonde.

Les enfans ne sachant pas faire l'appréciation de l'utilité de leurs dents, on doit les empêcher de casser, par leur moyen, des corps durs, comme noisettes, noix, noyaux; il faut aussi leur défendre de les nétoyer et d'enlever les corps qui peuvent s'être insinués entr'elles avec la pointe de couteaux ou ciseaux, avec des épingles ou des aiguilles.

Quelquefois les enfans ont une antipathie décidée pour certains mets. Lorsqu'après plusieurs épreuves ce dégoût est suivi et motivé, et qu'ils en paraissent incommodés si on les force, il est raisonnable d'en abandonner le projet; l'âge, la raison et les changemens qui surviennent dans le goût remédient à cette répugnance. J'ajoute que, comme ils doivent s'habituer de bonne heure à être tempérans et sobres, il ne faut jamais leur promettre de récompenses en friandises.

J'ai peu de choses à dire sur le sommeil et la veille. Si on a laissé les enfans s'exercer à leur fantaisie, la fatigue leur inspire la nécessité de dormir; mais comme le meilleur sommeil est celui des premières heures de la nuit; qui est celui de la Nature, on doit les coucher de bonne heure, et l'on ne peut trop condamner les pères et mères qui font veiller leurs enfans. Que l'on se garde bien aussi de les coucher avec de vieilles personnes : celles-ci se réparent aux dépens de la jeunesse.

Recommandez aux enfans de ne pas se retenir de satisfaire aux besoins d'uriner et d'aller à la selle. Il est nécessaire qu'ils s'accoutument de bonne heure à se moucher, pour dégager les sinus de la tête et la membrane pituitaire de la morve, abondante en cet âge. Qu'ils évitent de se gratter l'intérieur du nez avec les ongles : on en a vu résulter des ulcères et des polypes.

Si un jeune sujet se plaint de plénitude, et que les signes s'en manifestent, retranchez-lui les alimens en partie, et faites-lui boire de l'eau fraîche quelquefois miellée, qui est un excellent dissolvant. Enfin gardez-vous de médicamenter ces jeunes êtres par précaution ; faites-le seulement lorsqu'il y a une vraie nécessité.

Il est important de recommander

aux nourrices, aux bonnes et aux gens de confiance de ne pas contrarier les enfans, de ne pas leur causer des surprises et des pleurs, de ne pas les épouvanter par des contes de revenans, d'ogres, de loups-garoux : cela influe plus en mal qu'on le croit sur leurs digestions, leur sommeil, leur tranquillité, leur humeur, leur tempérament, enfin sur l'assurance et la hardiesse nécessaires par la suite dans plusieurs circonstances de la vie. Que les parens pensent aussi que, tous leurs enfans devant être égaux à leurs yeux et faisant individuellement l'espoir de la patrie, toutes préférences sont injustes et causent, aux sujets maltraités, de l'humeur, des impatiences, de la colère, de la taciturnité qui influent en mal sur leur santé.

Il est dans les règles de l'ordre social et de l'humanité, de ne pas les maltraiter par des coups lorsqu'ils ont mal fait, ni de les gronder quand ils font des chûtes ; une compresse imbibée d'eau fraîche avec un peu de sel, guérit bientôt leurs contusions. On a vu de ces petits êtres cacher leurs maux, dans la crainte d'être punis, et en avoir été estropiés ou en être morts.

C'est sur-tout après le sevrage et vers la sixième ou septième année que les maladies vermineuses se dévelopent. Des rapports aigres et la bouche en exhalant l'odeur, l'appétit tantôt vif et tantôt languissant, le visage pâle, les yeux cerclés, les pupilles dilatées, les démangeaisons du nez, le ventre gonflé, les urines pâles et troubles, les tranchées, les excrémens glaireux ou putrides, la salivation, la soif, le vomissement, le hoquet, les frayeurs pendant le sommeil, le grincement des dents, les douleurs de la poitrine avec des espèces de points, l'assoupissement, les convulsions, les douleurs des extrémités, comme dans le rhumatisme : tels sont les signes de la présence des vers.

On connaît les sirops de fleurs de pêcher et de chicorée, composés de rhubarbe, la poudre contre-vers, la mousse de Corse, l'huile d'olive avec le jus de citron, l'ébullition du mercure crud ou du mercure doux, les biscuits, pains d'épices et dragées contre-vers, les lavemens avec la décoction de mousse de Corse, ou d'herbe de tanaisie, l'application, sur le ventre, du fiel de bœuf mêlé avec l'huile d'olive, ou un cataplasme d'absynthe, de matricaire, de tanaisie ou de rue.

Dans la chûte du fondement, il faut chaque fois faire rentrer cette partie avec un linge sec, et appliquer pendant la nuit, sur l'anus, une compresse épaisse imbibée de vin, composée avec les plantes aromatiques, auxquelles on ajoutera la poudre de tan ou les noix de galle concassées. Dans cette indisposition les enfans s'assiéront habituellement sur une chaise, même un peu haute, et jamais à terre, parce que cette position facilite la chûte de l'intestin *rectum* ou gros boyau.

La coqueluche attaque souvent les individus en bas âge ; les vomitifs, une légère infusion de canelle ou d'iris de Florence sucrée ou miellée, le sirop d'ipécacuanha donné à cuillerée à café, de quatre heures en quatre heures, sont les moyens les plus efficaces.

J'ai dit, dans la seconde partie, que vers deux ans les quatre petites dents molaires ou mâchelières d'en bas et les quatre d'en haut font leur éruption ; j'ajoute que c'est vers sept à huit ans qu'il paraît quatre nouvelles molaires, une de chaque côté en bas et en haut derrière les petites molaires. Il survient souvent, sur-tout à la première époque, les mêmes accidens que j'ai indiqués pour la sortie des incisives et canines. Comme l'intention curative est de relâcher, je recommande l'usage des boissons émollientes, de la décoction de graine de lin ou de racine de guimauve tenue tiède dans la bouche; de celle de figues grasses, et de celles-ci mâchées. Le ventre doit être tenu libre par les lavemens, les suppositoires, et une nourriture douce et relâchante.

On combat le rhume de cerveau, en introduisant un peu de beurre frais dans les narines, en frottant le soir, en couchant l'enfant, la racine du nez avec du suif chaud, et en lui faisant respirer quelquefois, pendant le jour, de la vapeur d'eau très-chaude. Le rhume de poitrine se traite par l'eau miellée, dans laquelle on fait infuser légèrement un peu de fleurs de sureau, s'il provient d'une intranspiration.

Les frissons, la fièvre, les maux de tête, les envies de vomir, les lassitudes sont des symptômes qui appartiennent à l'invasion de la rougeole et de la petite vérole. Alors, sur-tout si l'une de ces maladies est épidémique, il est convenable d'administrer un vomitif aux malades, de les faire vivre dans un air pur et frais, de leur donner des boissons délayantes, relâchantes et tempérantes, de ne pas les habiller et de ne pas les couvrir dans leur lit plus chaudement que de coutume. Cette méthode, fondée sur la raison et sur une expérience heureuse, est fort éloignée de celle du vulgaire ignorant, qui, dans la petite vérole et la rougeole, tient ces petits infortunés dans des chambres fermées et fort chaudes, les couvre beaucoup, et leur administre des boissons chaudes et d'une nature incendiaire, sous le prétexte de hâter l'éruption, à laquelle cette pernicieuse pratique s'oppose grandement, en imprimant le plus mauvais caractère à ces deux maladies. Que l'on fasse bien attention que ce ne peut être que la difficulté de l'éruption causée par la débilité du sujet qui puisse permettre l'emploi modéré de ces secours vulgaires.

L'hémorragie par le nez et les convulsions ne doivent pas alarmer dans le principe de la rougeole et de la petite vérole ; mais les convulsions qui surviennent dans la dernière après la suppuration des boutons, ou lorsque les grains changent de couleur, sont souvent funestes ; il y a aussi du danger dans la rougeole, quand les taches s'effacent et rentrent. Que l'on soit bien persuadé que le manque de plusieurs purgations à la fin de ces deux maladies éruptives a laissé souvent des reliquats fâcheux.

Mais il conviendrait de prévenir la petite vérole par l'inoculation dont j'ai vu les meilleurs effets. (1)

Une infinité de praticiens du premier ordre et du plus grand mérite en sont aussi les sectateurs. Le temps où il convient mieux de la pratiquer est à des époques auxquelles la dentition n'existe pas : telles que dans les

---

(1) On ne pratiquait point alors la vaccine à laquelle il faut appliquer ce que l'auteur dit de l'inoculation.

premiers mois de la naissance, après la sortie des dents canines ou œillères, après l'éruption des petites molaires ou mâchelières, et enfin vers cinq ou six ans avant la poussée des secondes molaires.

J'ai traité d'après l'expérience et l'observation de la conservation des enfans, encore renfermés dans le sein de leurs mères, et de leur éducation physique, depuis la naissance, jusqu'à l'âge de six à dix ans. Je n'ai pas même cru inutile de parler succinctement de leurs maladies les plus fréquentes et des secours familiers par lesquels on peut les combattre. Je désire avoir rempli les vues bienfaisantes du Gouvernement.

Du Bivouac du second régiment des carabiniers, grenadiers à cheval, à Bisseghem, dans la West-Flandre, le 18 floréal de l'an 2.

FIN.

De l'Imprimerie de WAGREZ-TAFFIN, rue des Procureurs, à Douai.

TABLE ANALYTIQUE DES MATIÈRES.

AIR. Femme enceinte doit vivre dans un air pur et renouvelé souvent, page 7; -- Chaud et renfermé mauvais, 19; -- Courants d'air doivent être évités, 43 et 44.

ABUS. Divers abus accrédités en certains endroits qu'il faut bien éviter, p. 15 et 19.

ACCOUCHEMENT. Méthode dangereuse de l'accélérer, p. 15; -- Dangers des attouchemens à l'orifice de la matrice *ibid.*; --Usage de boissons cordiales, de lavemens, 15.

ALIMENS. Ceux que l'on doit donner aux enfans lorsque le lait ne leur suffit plus, p. 33; -- La bouillie est pernicieuse, 33; -- Si l'on s'obstine à leur en donner, quelle est la meilleure, 34 et 35; -- Femme enceinte ne doit pas trop manger; doit s'abstenir de choses malsaines, indigestes et bisarres, 7, etc.

APHTES ou petits **ULCÈRES.** Dans la bouche des enfans; manière de les traiter, p. 41 et 42.

APPETITS DÉRÉGLÉS, voyez NOURRITURE.

ARRIÈRE-FAIX, voyez DÉLIVRE.

ATTOUCHEMENS réitérés de la matrice funestes à l'enfant, p. 15.

BAINS. Cas où ils sont nécessaires, p. 13.

BANDAGE. Serré pour comprimer le ventre de la mère : ses dangers, p. 19.

BOISSONS. Femme enceinte doit s'abstenir

de boissons échauffantes, surtout prises en grande quantité, page 7.

BONNES. Comment doivent porter les enfans, p. 35, -- Ne doivent pas les embrasser ni les laisser embrasser, *ibid*; -- Pourquoi, *ib*. -- Leur conduite à tenir avec les enfans, p. 57.

BOUILLIE. Abus trop malheureusement accrédité, p. 33; -- C'est à tort qu'on prétend qu'elle appaise les tranchées, *ibid*; -- Cause de cette erreur, *ibid*; -- Diverses maladies causées par l'usage de la bouillie, 34; -- Manière de la préparer pour qu'elle fasse moins de mal, *ibid*.

BOURRELETS. Echauffent et compriment la tête, p. 50.

BRAS. Danger d'élever les enfans par un bras, page 53.

BRETELLES. Voyez LISIÈRES.

CHUTES. Moyens de les éviter, p. 8.

COLOSTRES. Ce que c'est, p. 24; -- Sa propriété, *ibid*.

CONSTIPATION. Ce qu'il faut faire dans ce cas, p. 11.

COQUELUCHE. Remède, p. 60.

CORDON OMBILICAL. Comment il faut le lier et le couper, p. 19; -- On doit différer de le lier si l'enfant est foible et décoloré, p. 20.

CORPS A BALEINE. Leurs inconvéniens, leurs dangers, les diverses maladies dont ils sont cause, p. 47 et 48.

COUCHES. Danger de se servir de couches qui ont été mouillées d'urine et séchées après, p. 32

CRAMPES. Voyez PÉSANTEURS.
CROUTES LAITEUSES. Remède, p. 42.
DÉJECTIONS PORACÉES. Ne proviennent pas de la dentition, p. 39; -- Mais de mauvaises digestions ou de la mauvaise santé de la nourrice, p. 40; -- Ce qu'il faut faire dans le premier cas, *ibid.*
DÉLIVRE. Danger de l'extraction immédiatement après la sortie de l'enfant, p. 18; -- Cas où il faut différer, p. 20; -- Manière de l'extraire, *ibid.*
DENTITION. Son apparition, p. 35 et 36; -- Simptômes qui l'annonçent, p. 36 et 37; -- Bâton de réglisse enduît de miel, préférable aux hochets, p. 37 et 38; -- Cas où il faut diviser les gencives par des incisions, et la manière, p. 38 et 39; -- Ne pas tenir les enfans sur leurs jambes pendant la dentition, p. 39.
DENTS. Moyen de les conserver, p. 54; -- Ne pas les nétoyer avec des ciseaux, des couteaux, des épingles ou aiguilles, *ibid.* -- Dents de 7 à 8 ans, p. 60; -- Accidents, *ibid*; -- Moyens curatifs, *ibid.*
ÉBLOUISSEMENS. Voyez PALPITATIONS.
ÉCORCHURES. Voyez GERÇURES.
ÉTOUFFEMENS. Voyez PALPITATIONS.
EXCORIATIONS. Voyez GERÇURES.
ENFANS. Soins à leur donner après le sevrage, p. 43; -- Comment il faut les coucher, *ibid*; -- Leurs amusemens, leurs exercices, 48 et 49; -- Doivent éviter les courans d'air, pages 43 et 44; --

Leurs vêtemens, p. 44, 45, 46 et 47; -- Point de corps à baleines, p. 47; -- Coiffure, p. 44 et 48. -- Point de bourrelets, p. 50; -- A quoi on doit les exercer, p. 52 et 53; -- L'usage de la viande ne leur convient pas, 53; -- Quelle doit être leur boisson, p. 54; -- Moyens de préserver leurs dents, p. 54; -- Ne point les forcer à manger les mets pour lesquels ils ont de l'antipathie, p. 55; -- Il faut les coucher de bonne heure, *ibid*; -- Doivent s'accoutumer de bonne heure à se moucher, p. 56; -- Ne point se retenir de satisfaire aux besoins d'uriner et d'aller à la selle, *ibid*; -- Danger de se gratter l'intérieur du nez avec les ongles, *ibid*; -- Conduite à tenir quand ils sont malades, *ibid*; -- Conduite à tenir avec eux quand ils sont en santé, p. 57; -- Leurs maladies, p. 58; -- Les remèdes, p. 59 et suivans.

FAUX PAS. Moyens de les éviter, p. 8.

FEMMES ENCEINTES. Leurs alimens, p. 7; -- Leur boisson, *ibid*; -- Leur chaussure, p. 8; -- Leurs exercices, *ibid*; -- Leur sommeil, *ibid*; -- Cas où elles doivent se faire saigner, p. 9; -- Quand sont nécessaires les lavemens, p. 12; -- Les purgatifs, *ibid*; -- Les vomitifs, *ibid*; -- Les bains. p. 13; -- Et comment elles doivent se vêtir, p. 14.

FONDEMENT (Chute du). Remède, p. 59.

GERÇURES. Excoriations, écorchures des nouveaux nés. Moyens curatifs, p. 31 et 32.

GOUT. Moyen de le conserver et de le perfectionner chez les enfans, p. 51.

HOCHETS. De cristal ou de corail, ont un effet contraire à celui qu'on en attend, p. 38.

INOCULATION. Page 63.

LAIT. Il doit être la principale nourriture de l'enfant pendant les premiers mois, p. 31.

LISIÈRES ou BRETELLES. Leurs dangers, p. 49.

LITS DE PLUMES. Ne valent rien pour les femmes enceintes, p. 9.

MAILLOT. Son usage est dangereux, p. 22; -- Ses divers inconvéniens, p. 22 et 23.

MALADIES DES ENFANS. Pages 34, 36, 37, 38, 39, 40, 41, 42, 56, 55, 59, 60, 61, 62, 63.

MARI. Conduite qu'il doit tenir avec sa femme enceinte, page 6.

MARIAGES. Doivent être assortis pour la santé, l'âge, la taille, les mœurs, le caractère, page 5.

MAUX DE TÊTE. Voyez PALPITATIONS.

MÉCONIUM. Ce que c'est; moyen de le faire évacuer, page 23.

MÈRES. Doivent allaiter leurs enfans; pourquoi? pages 24 et 25; -- Dangers pour elles de ne pas nourrir, p. 26; -- Dès que l'enfant crie, doivent lui présenter les deux seins, p. 30.

MOUVEMENT. L'idée que sur la fin de la grossesse les femmes doivent s'agiter beaucoup est un préjugé, page 8.

NOURRITURE. Avantages pour les mères et les enfans de les nourrir elles-mêmes, page 25; -- Précautions qu'elles doivent prendre, *ibid*; -- Dangers de mettre les enfans en nourrice pour les mères, p. 26; pour les enfans, p. 27.

NOURRICES étrangères. Quand l'enfant doit prendre son sein, p. 24; -- Précautions à prendre auparavant, *ibid*; -- Dangers des nourrices étrangères pour les enfans, p. 27 et 28; -- Qualités que doit avoir une bonne nourrice, p. 28 et 29. -- Moyens de suppléer à une nourrice, p. 29.

NOUVEAU NÉ. Comment il faut lier le cordon ombilical, p. 19; -- Si l'enfant est foible et décoloré, différez de lier le cordon et d'extraire le délivre, p. 20; -- Ce qu'il faut faire ensuite, *ibid*; -- Vices de conformation, p. 21; -- Moyens d'y remédier, *ibid*; Comment il faut le vêtir, p. 22; -- Comment il faut le coucher, p. 29 et 30; -- Ses cris, ses besoins, sa nourriture, p. 30 et 31; -- Les soins, la propreté, p. 31 et 32.

OBSTRUCTION. Provient souvent des corps à baleines, page 48.

ODORAT. Moyens de fortifier et conserver l'odorat des enfans, p. 51.

OUIE. Moyens de fortifier et conserver l'ouïe des enfans, p. 51.

PALPITATIONS DE CŒUR, MAUX DE TÊTE, ETOUFFEMENS, EBLOUISSEMENS. S'ils se font sentir vers le troisième ou quatriè-

me mois, il faut se faire saigner au bras, page 9.
PASSIONS. Doivent être douces et tranquilles, p. 13.
PERTE DE SANG. Exige l'usage d'alimens farineux et mucilagineux, et point de boissons spiritueuses, page 8.
PESANTEURS, TIRAILLEMENS, CRAMPES, pendant la grossesse, exigent le repos, p. 9.
PHLEGMES. Coucher le nouveau né sur le côté droit pour qu'il puisse les rendre. p. 30.
PLÉNITUDE DES ENFANS. Remède. p. 56.
PULMONIE. Provient souvent souvent des corps à baleines, p. 48.
PURGATIFS. Prévention contre eux mal fondée, p. 12. -- Cas où ils sont nécessaires, *ibid.*
RHUME DE CERVEAU. Remède, p. 61; -- de poitrine, *ibid.*
ROUGEOLES. Ses symptômes, p. 61; -- Méthode à suivre, p. 61 et 62; -- Accidens, p. 63.
SAGES-FEMMES. Leur instruction, p. 16.
SAIGNÉE. Cas où elle est nécessaire; p. 9 et 10; -- la saignée du pied n'est pas pernicieuse comme on le croit, page 10; -- Cas où la saignée est dangéreuse, p. 10 et 11.
SÉVRAGE. Epoque, p. 39; -- Moyens de le préparer, *ibid.*
TÊTE. Danger de lever les enfans par la tête, page 53.
TIRAILLEMENS. Voyez PÉSANTEUR.
TRANCHÉES. Mauvais moyens employés

pour les empêcher, p. 19 ; -- Leurs causes, p. 39 et 40 ; -- Leurs remèdes, p. 40.

TOUCHER. Moyen de le perfectionner et de le conserver chez les enfans, p. 51.

ULCÈRES ET POLYPES. Au nez des enfans, p. 56.

VACCINE. Recommandée, p. 63. -- Tems où il convient de la pratiquer, p. 63 et 64.

VEILLES. Nuisibles à la santé des enfans, p. 55 et 56.

VENTRE. Danger de le presser fortement du haut en bas, p. 15.

VERMINE. Des enfans ; les coiffures épaisses et chaudes engendrent la vermine, p. 44 ; -- Vers, page 58 ; -- Symptômes de vers ; p. 59 ; -- Remèdes, *ibid.*

VÊTEMENS. Doivent être libres et aisés, p. 14 ; --Les corps à baleines sont préjudiciables ; leurs inconvéniens, p. 14.

VÉROLE (petite). Ses symptômes, p. 61. -- Méthode à suivre, p. 62 ; -- Accidens, p. 63.

VICES DE CONFORMATION. Voyez NOUVEAU NÉ.

VOMISSEMENS DE LAIT. Leurs remèdes, page 40,

VOMITIFS. Cas où ils sont nécessaires, p. 12. 13 et 61.

VUE. Moyen de fortifier et conserver la vue des enfans, p. 51.

Fin de la Table et de l'Ouvrage.

www.ingramcontent.com/pod-product-compliance
Ingram Content Group UK Ltd.
Pitfield, Milton Keynes, MK11 3LW, UK
UKHW020948180726
13838UKWH00003B/1204

9 782329 286921